FIDELLE RELATION
DE L'ACCOVCHEMENT,
maladie & ouuerture du corps
de feu MADAME.

LE soubs-signée Louyse Bourgeois dite Bourcier sage femme de la Reyne Mere, & de feu Madame, ayant veu vn rapport imprimé de l'ouuerture du corps de feu MADAME, fait & dressé par les Medecins, qui ont assisté madite Princesse en sa maladie, pour iustifier leurs actions au traictement, & reietter sur moy la cause de la mort. I'ay creu qu'il estoit de mon deuoir de faire cognoistre la verité du faict, tant en l'accouchement, qu'en la maladie, & monstrer tres-euidemment, que la cause de la mort n'est point cette portió de l'arriere-faix pretédu.

MADAME tout le long de sa groisse s'est trouuée fort mal, ayant fort souuent la fievre, des grandes chaleurs, saignemens de nez, la toux aux derniers mois, & pour tels accidens fust saignée trois fois. Or deuant qu'accoucher elle auoit la fieure, qui ne s'est point passée par son accouchement, lequel par la grace de Dieu, fust assez heureux, tant à la sortie de l'éfant, que de l'arriere-faix, qui estoit sain & entier, ayant esté visité & examiné par Iacques de la Cuisse Maistre Chirurgien fort experimenté aux accouchemens des femmes, & par les Medecins presens, Messieurs Vautier, Seguin, Le Maistre, Tournaire, Brunier, Guillemeau, qui ont tous recogneu & confessé l'arriere-faix estre tres-sain & bien entier, ce que ie certifie estre veritable au peril de ma vie.

Car cette petite portion de l'arriere-faix pretenduë, *tellement attachée à
la matrice qu'on n'a peu la separer sans
peine auec les doigts.* N'est pas vne portion de l'arriere-faix, ains la place ou
estoit attachée la masse de chair, que
l'on nomme vulgairement arriere-
faix, laquelle place demeure tousiours plus eminente & releuée, que
tout le reste de la superficie interne
du corps de la matrice, iusques à la
parfaicte euacuation des vuidanges,
à cause de l'abboutissement des vaisseaux de la matrice, qui se faict en ce
lieu auec les vaisseaux ombilicaux de
l'enfant. Tellemét que cette eminé-
ce estát de la propre substáce de la matrice, a esté ignoráment & malicieu-
semét prise pour vne petite portió de
l'arriere-faix; d'autant que l'arriere-
faix n'est qu'vne chair mollasse, comme vn sang caillé, qui ne peut si fixe-
ment s'attacher & coller contre les

paroirs de la matrice, & la s'endurcir de telle sorte, les vuidanges coulants tousiours par les veines de la matrice, comme ils ont tousiours flué à MADAME, qu'il la faille separer auec peine, & par le rasoir, comme on a fait. Car l'ardeur de la fieure n'a presté suffisante de seicher & conuertir cette portió de chair en membrane, parce qu'elle estoit continuellement arrousée par le sang, qui a decoulé iusques à l'heure de son decez; joinct qu'entre la substance de la matrice & la chair mollasse de l'arriere-faix, il n'y a point de membrane metoyenne, pour retenir & coller cette portion d'arriere-faix pretendu contre les paroirs de la matrice.

De plus vous sçaurez que la matrice d'vne femme enceinte, plus d'vn mois auant son accouchement, & huict iours apres só accouchement, est composée de plusieurs peaux, &

membranes couchees les vnes ſur les
autres , comme les pelures d'vn oignon, & que dans les eſpaces d'icel-
les membranes eſt contenu quantité
de ſang, comme dans vn eſponge, lequel par expreſſion, la matrice s'eſtre-
ciſſant & rappetiſſant de iour à autre,
s'eſgoutte petit à petit. Tellement
que ce qu'on a arraché de la matrice
eſt vne portion du lieu plus eminent
de la membrane interieure, ou eſtoit
attaché l'arriere-faix , qui s'enleue
comme la pelure d'vn oignon. Vous
euſſiez mieux couuert voſtre fineſſe,
& ſi i'oſe dire voſtre malice , ſi vous
euſſiez depecé la ſubſtance de la matrice en pluſieurs peaux , ce qui eſt
fort aiſé à faire auec les ongles, par là
vous euſſiez mieux fait recognoiſtre
la gangrene de la matrice , qu'auoit
cauſée cette petite portion de l'arrie-
faix pretendu : mais celuy qui a donné l'inuention de ſuppoſer cette por-

tion de l'arriere-faix par le dechire-
ment de la membrane charnuë de la
matrice, ne s'estoit pas aduisé de cet
artifice.

La contrarieté, qui se remarque en
vostre rapport, touchât la gangrene
de la matrice, que vous pretendez ta-
citement estre cause de la mort, faict
assez cognoistre que vostre intétion,
en publiant vostre rapport, a esté de
me charger de tout le blasme, pour
vous mettre a couuert.

Car si la matrice estoit gangrenée depuis
la partie externe iusques au fond, speciale-
ment du costé gauche; Il falloit de neces-
sité que le costé droict du fond de la
matrice, ou estoit attachée cette portion de l'arrierefaix pretédu, fust aussi
gangrené plus apparemment que le
costé gauche, duquel vous auez seu-
lement parlé, Vous deuiez aussi rap-
porter, si cette portion de l'arriere-
faix pretendu, que vous auez eu tant

de peine a ſeparer auec les doigs au
coſté droiɛt de la matrice , eſtoit
pourrie, pour auoir donné *la gangrene au coſté gauche , & a la partie aſſiſe
ſur le rectum.* Par voſtre rapport vous
faiɛtes aſſez cognoiſtre, que vous n'é-
tendez rien du tout en la cognoiſſan-
ce de l'arrierefaix & de la matrice
d'vne femme , tant auant , qu'apres
ſon accouchement; non plus que voſtre Maiſtre Galien , lequel pour n'a-
uoir iamais eſté marié , & auoir peu
aſſiſté les femmes en leur accouchement, s'eſtant meſlé d'enſeigner vne
ſage-femme par vn liure, qu'il a faiɛt
exprés, il a faiɛt pareſtre , qu'il n'a iamais cognu la matrice d'vne femme
enceinte,ny meſmes ſon arriere-faix.

Et pour vous certifier d'auantage
que ce que ie dis contient verité, ie
m'offre de le verifier en l'hoſtel-Dieu
ſnr les corps des femmes , qui meu-
rent dans la huiɛtaine apres leur ac-

couchement, & de plus en passe-
ray condemnation par le iugement
des Medecins, & Chirurgiens sça-
uants en l'Anatomie, pourueu qu'ils
ne soient point liguez & vnis ensem-
ble, par cabale tres dangereuse au fait
de la Medecine, lesquels sans passion,
selon leur science & conscience iuge-
ront sur vostre rapport & le mien. Ie
m'asseure que ie seray renuoyée ab-
soute & déchargée du blasme, &
vous autres aurez le tort de vostre
costé, & que la pauure matrice faul-
sement accusée de gangrene, n'aura
pas esté cause de la mort, mais l'inflã-
mation de tous les visceres du ventre
inferieur, *duquel selon vostre rapport toute la capacité estoit remplie de matiere sanieuse, la matrice mesme n'ageoit dans
vne matiere sanieuse.* Cette grande
quantité ne pouuoit venir d'ailleurs,
que des veines & visceres enflámez,
& en fin gangrenez, qui auoiét suin-

cté

été toute la serosité du sang, dans la
capacité du ventre, c'est le jugement
qu'en fit le sieur Riolan Medecin en
presence du Roy, de la Reyne Mere,
& de Monseigneur le Cardinal, que
la cause de la mort (pour lors ineuita-
ble) estoit la gangrene formée dans
les visceres du ventre inferieur, qui
estoit tendu comme vn tambour, &
aussi ample que si elle n'eust point ac-
couché, qu'il ne iugeoit aucune ten-
sion en la region de la matrice, ce qui
fust approuué des autres Medecins
presens: Adioustez que feu Madame,
depuis son accouchement iusques à
l'heure de sa mort, à tousiours eü vn
flux de vetre de bile porracée, verda-
ste, tirant sur le noir, qui est vn tes-
moignage tres-certain d'vne grande
chaleur & pourriture des entrailles.
Tellement que telles matieres passás
par les gros intestins, ont donné cette

alteration que vous remarquez *à la partie de la matrice assise sur le rectum.* Vous eussiez plus honnestement escript assise sur le gros intestin.

Si vous eussiez esté bien fidelles & bien entendus a faire vn rapport, auec vn bon dessein de faire cognoistre la verité, vous n'eussiez point obmis les remarques necessaires dás vn rapport, ny inseré des faulsetez, Vous deuiez en premier lieu specifier la grandeur enorme & excessiue du ventre inferieur deuant & apres sa mort, qui tesmoignoit assez la gangrene du vétre inferieur, laquelle suppose inflammation, qui ne s'est point formée en vingt quatre heures. Vous deuiez aussi faire mention de la couleur & consistence des parties, qui est ce qui se change pluftost aux maladies, & sur quoy l'on préd certaine cognoissance de la cause de la mort, ou vous

ne cognoiſſez pas la couleur & con-
ſiſtéce naturelle des parties, pour diſ-
cerner le changement ; ou bien cela
faiſoit contre vous, pour ne point ad-
uouër l'inflammation & gangrene
des viſceres. Car à quel propos de re-
marquer *la grandeur & petiteſſe du ventri-*
cule, du foye, de la veſicule du fiel, de
la ratte, des reins, & de la veſſie, qui eſt
en toutes perſonnes petite, quãd elle
eſt vuide, & ne rien dire de leur couleur & conſiſtence, ny meſmes de la
matrice, de laquelle vous deuiez par-
ticulierement exprimer la grandeur.
Vous auez obſerué les poulmons bien ſains,
ſans aucune adherãce aux coſtés, le cerueau
ſans aucun vice. Vous deuiez auſſi de-
clarer ſi les parties du vétre inferieur
eſtoiét ſaines ou gaſtées, ce que vous
n'auez pas oſé toucher, voſtre con-
ſcience vous condamnant. Si vous
euſſiez eû vn bon deſſein de faire cõ-

gnoiſtre la verité , vous déuiez appe-
ler auec vous d'autres Medecins, nul-
lement intereſſez en cette affaire , ou
de ceux de la maiſon du Roy, ou bien
quelques Medecins de Paris, pour n'e-
ſtre ſeuls iugés & parties en vn affaire
de telle importance. Ie m'aſſeure
qu'il ſe fuſt rencótré des gens de bien,
fort entendus en telles matieres , qui
n'euſſent iamais enduré cette ſuppo-
ſition de l'arriere-faix , qui auoit eſté
auant l'ouuerture du corps concertée
& arreſtée , pour renuoyer ſur moy
toute la cauſe de la mort, & n'euſſent
iamais permis , qu'on euſt nommé
dans le rapport des perſonnes qui
n'ont point aſſiſté à l'ouuerture du
corps, qui ſont Meſſieurs Brunier &
Guillemeau, & qu'on euſt oublié ou
meſpriſé l'atteſtation de Maiſtre Iacques de la Cuiſſe Chirurgien , ſans
parler aucunement de luy , lequel

neantmoins m'a touſiours aſſiſté en l'accouchement de feu Madame, & qui eſtoit preſent à l'ouuerture du corps, louſtenāt en preſence de tous, que ce qu'ils dechiroient auec les ongles & le raſoir, n'eſtoit point de l'arriere-faix, ains portion de la membrane charnuë, & interieure de la matrice, fauſſeté ſuffiſante pour conuaincre tout le rapport d'infidelité.

Ie ne ſuis point ſi meſchante, ny ſi ignorāte en ma vacatiō, laquelle dépuis trente-quatre ans i'exerce en cette ville, & à la Cour, auec honneur & fidelité, comme ie l'ay teſmoigné par les effects heureux, & par les liures que i'en ay compoſé, qui ont eſté par diuerſes fois imprimez, & tournez en toute ſorte de langues, auec remerciement des plus grands Medecins de l'Europe, qui ont profité à la lecture de mes liures. Que ſi i'euſſe recognu auoir laiſſé quelque portion de l'arriere-faix, que ie ne l'euſſe dit pour y remedier ; ou bien ne l'ayant pas deſlors remarqué (ce qui eſt neantmoins fort ayſé à cognoiſtre par l'inſpection de l'arrierefaix) ie l'euſſe dans vingt-quatre heures découuert par les accidens, qui arriuent touſiours aux femmes, lors qu'il eſt reſté quelque portion de l'arriere-faix. Or il n'a paru aucun accident de telle nature, car les vuidanges n'ont iamais eſté de mauuaiſe couleur , ny fetides : & vous autres Medecins ſi vous eſtiez experimentez aux maladies des femmes accouchées , vous nous en deuiez aduertir pour y prendre garde plus ſoigneuſement. De plus ie maintiens que quand il ſeroit reſté vne portion de l'arriere-faix (ce qui n'eſt point) elle ſe fuſt pourrie, ſeparée & vuidée, auec le fang qui a toufiours coulé , iufques à l'heure de fa mort , comme la praticque nous l'apprend tous les iours.

Si vous alleguez que feu M A D A-M E au quatriefme iour de fon ac-couchement , vuida quelques peti-tes membranes aufli defliées qu'vne toille d'araignée , qui pouuoit eftre quelque petite portion de la mem-brane amnios ou chorion fi vous voulez: Ie vous refpondray ce qu'on m'a dit qu'Hippocrate fort fçauant aux maladies des femmes , comme il à fait parêftre par tant de liures, qu'il a efcript fur ce fubject, à remarqué au fecond des Epidemies , que la femme d'vn Conroyeur , apres eftre accou-chée & bien deliurée , le quatriefme iour vuida vn morceau de membra-ne fans aucun mauuais accident : Voulant ce grand perfonnage faire

cognoiſtre à toute la poſterité, que
cela n'eſt point dangereux & de nul-
le conſequence.

Iamais il ne s'eſt veu ny leu dans aucun bon Autheur, qu'vne petite portion de l'arriere-faix deſeichée collée
contre la matrice ſans pourriture eut
cauſé la mort. I'ay leu dãs Paul Aegi-
nete en ſa Chirurgie, que le Medecin
ne doit pas s'eſtonner, ſi vne femme
n'a vuidé ſon arrie-faix, d'autant qu'il
y en a qui le reiettent par morceaux
ou reduit en pourriture quatre ou
cinq iours apres l'accouchemét. L'on
m'a aduerti qu'vn grand Chirurgiẽ
& Anatomiſte nommé *ab Aquapen-*
dente eſt de meſme aduis, & qu'il a
veu pluſieurs femmes auoir reietté
leur arriere-faix par morceaux ou reduit en pourriture ſans mourir: par-
tant vous auez tort d'attribuer la
cauſe de la mort à cette petite portió

de l'arrie-faix faulſement controuué.
Vous deuiez pluſtoſt la referer à la
fieure continue, qui a precedé & ſui-
uy l'accouchement, & à la toux, qui
a fort tourmenté feu Madame, deuãt
& apres ſon accouchement , & au
flux de ventre, qui a ſuccedé trop toſt
apres ſon accouchement , qui ſont
trois maladies dangereuſes à vne fé-
me nouuellement accouchée , deſ-
quels vous deuiez auec plus grande
precaution vous deffier.

Mais pour ſçauoir les ſecrets des maladies des femmes, il faut auoir fre-
quenté les ſages-femmes, & auoir aſſiſté à pluſieurs accouchemens, comme auoit fait voſtre grand Maiſtre &
legiſlateur Hippocrate, qui au faict
des maladies des femmes, conſultoit
les ſages femmes , s'en rapportoit à
leur iugement. Voyla tout ce que
i'ay à vous dire à preſent pour ma de-

fence & iuſtification, contre les ca-
lomnies & meſdiſences, qui touchét
& offenſent ma reputation, que ie
ſoubsmets au iugement des Medecins de Paris & autres capables, qui
ſoient hors d'intereſts, & tels qu'il
plaira à leurs Maieſtez d'ordonner.

Fait à Paris ce huictieſme du
mois de Iuin 1627.

LOYSE BOVRGEOIS dicte
Bourcier.

I'ay bien voulu adiouſter en ſuitte
de ma relation, le rapport qu'on a diſtri-
bué dans la Cour, & publié par toute la
ville, afin que chacun cognoiſſe par ceſte
conference la verité de l'affaire.

RAPPORT
DE L'OVVERTVRE
du corps de feu MADAME.

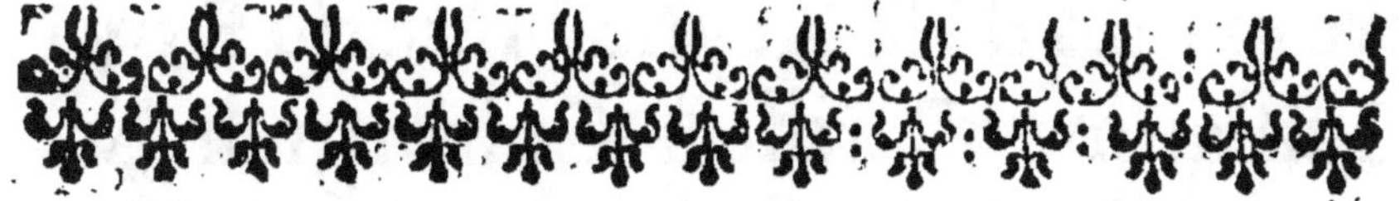

NOvs soubs-signés François Vautier Conseiller & premier Medecin de la Reyne Mere du Roy: Pierre Seguin Conseiller & premier Medecin de la Reyne : Rodolphe le Maiftre Conseiller & premier Medecin de Monsieur: François Tornaine Conseiller & premier Medecin de feu Madame: Abel Brunier Conseiller & Medecin ordinaire de Monsieur : Charles Guillemeau Docteur en Medecine, Conseiller & premier Chirurgien du Roy : Iean Menard, Simeon Pimpernelle Chirurgiens.

ordinaires de la Reyne Mere du Roy ; Guillaume Carillon Chirurgien ordinaire de Monſieur : François Neron Chirurgien ordinaire de feu Madame; Apres auoir ouuert le coᵣps de feu Madite Dame par le commandement de la Reyne Mere du Roy, & diligemment conſideré toutes ſes parties interieures, auons trouué la capacité du ventre interieur remplie d'vne matiere ſanieuſe. Les inteſtins pleins de vent. Le ventricule petit, & enflé. Le foye ſec, & petit. La veſicule du fiel fort grande. La ratte fort grande auſſi en toutes ſes dimenſions. Les reins petits & bien conſtituez. La veſſie de l'vrine petite. La matrice nageoit dans vne matiere ſanieuſe, enfermee dans l'hypogaſtre : Elle eſtoit gangrenée depuis la partie externe iuſques au fond, ſpecialement du coſté gauche, & la partie aſſiſe ſur le *Rectum*. Au coſté droict du fond s'eſt trouué vne petite portion de l'arriere- faix tellement attachée à la matrice, qu'on n'a peu la ſeparer ſans peine auec les doigts. Nous auons trouué les poulmons ſains, ſans eſtre aucunement adherants aux coſtes. Le cœur fort petit. Le pericarde preſque ſans eau. Le cerueau ſans aucun vice. Le tout certifions eſtre vray, teſmoigns nos noms cy mis. Fait à Paris le cinquieſme Iuin mil ſix cens vingt-ſept.

VAVTIER.	SEGVIN.
LE MAISTRE.	TORNAIRE.
BRVNIER.	GVILLEMEAV.
MENARD.	PIMPERNELLE.
CARILLON.	NERON.